# Histoire

DE

# LA GRIPPE

ET DE

# SON TRAITEMENT ;

Par J.-F.-P. COISSARD,

Docteur en Médecine de la Faculté de
Montpellier.

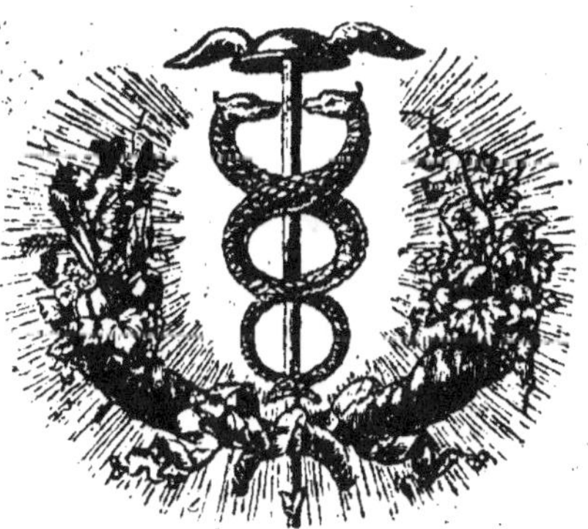

CASTELNAUDARY,

DE L'IMPRIMERIE DE G.-P. LABADIE.

=

Février 1837.

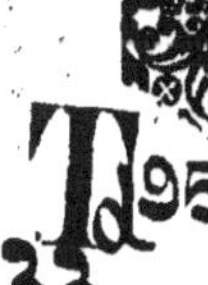

# Histoire

## DE

# LA GRIPPE

### ET DE

# SON TRAITEMENT ;

Par J.-F.-P. COISSARD,

Docteur en Médecine de la Faculté de
Montpellier.

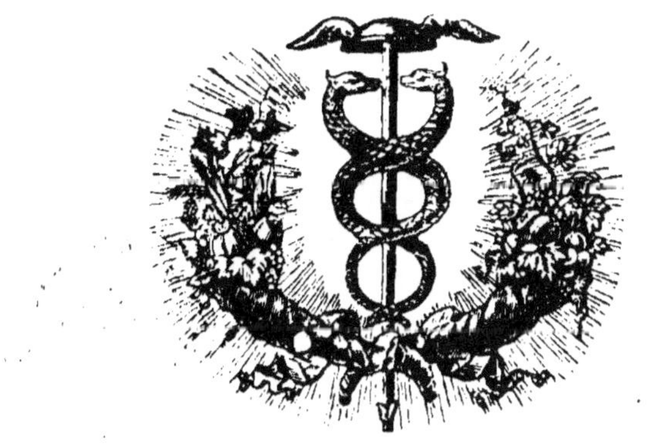

CASTELNAUDARY,

DE L'IMPRIMERIE DE G.-P. LABADIE.

Février 1837.

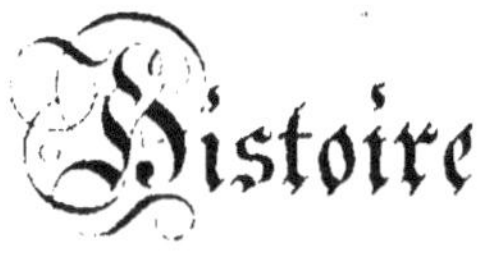

# Histoire

# DE LA GRIPPE

## ET DE

## SON TRAITEMENT.

Une maladie épidémique nous menace et paraît avoir pris dans certains pays, et en Angleterre surtout, un caractère pernicieux. Bien que Paris et les nombreux départements du Nord, de l'Est et de l'Ouest de la France qui en sont atteints en ce moment, n'aient point à déplorer de nombreuses victimes, cependant comme cette épidémie paraît suivre la même marche qu'en 1830 et 1833, je crois devoir à mes concitoyens, de leur en faire connaître les symptômes et surtout le traitement qui doit être employé pour s'opposer avantageusement à cette maladie.

Quoique peu dangereuse, la Grippe attaque la plus grande partie des populations.

Pauvres et Riches, tous semblent devoir lui payer tribut, et déjà plusieurs habitans de notre ville ont vu se développer chez eux des symptômes auxquels on ne saurait méconnaître le type de la maladie régnante.

Le Mémoire que je publie servira, je l'espère, à faire connaître tout le danger d'un traitement que certains médecins systématiques ont préconisé. Le seul désir d'être utile, m'a décidé à faire des recherches sur les diverses Epidémies de Grippe qui se sont manifestées à diverses époques et à publier le traitement qui seul est rationnel.

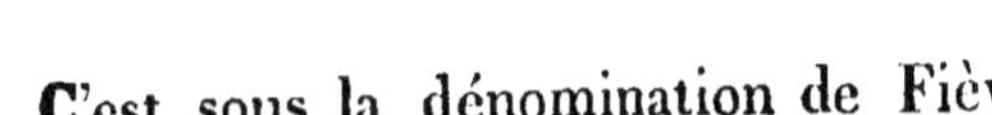

C'est sous la dénomination de Fièvres catarrhales, que les anciens connaissaient cette maladie.

En 1729, 1733, 1738 et 1743, on vit régner épidémiquement dans les Deux Mondes, trois vastes épidémies catarrhales qui reçurent les différents noms de Grippe, Folette, Russe.

Les membranes muqueuses étaient principalement affectées dans ces maladies qui sont aujourd'hui connues sous la même dénomination de Grippe.

Les Anglais, les Italiens et les Allemands lui ont donné le nom d'Influenza, nom qui paraît avoir pris naissance dans la vaste extension que prend cette maladie. Personne ne paraît en effet pouvoir échapper à son influence. Quelques auteurs ont prétendu qu'il était dû au contraire à la prétendue influence des astres sur les maladies.

Nous ne chercherons pas à savoir la véritable cause qui a donné lieu à ce nom. Ce serait entrer dans des digressions inutiles et qui ne pourraient nous conduire à des résultats avantageux.

Nous commencerons l'histoire des Epidémies catarrhales, par celle de 1733.

Elle parcourut toute l'Europe et attaqua non-seulement les hommes, mais encore certains quadrupèdes. Les symptômes se présentaient de la manière suivante : Frissons, maux de tête, lassitude générale, inappétence, écoulement séreux aux yeux et au nez, tuméfaction douloureuse à la gorge, toux continuelle et opiniâtre qui provoquait une grande excrétion de mucosités , coliques , diarrhée sanguinolente.

Si la sueur se déclarait, les malades éprouvaient un grand soulagement. L'abus des saignées fut très préjudiciable, l'Epidémie n'avait point un caractère inflammatoire et par conséquent ne demandait point l'emploi des antiphlogistiques. Le meilleur remède était de débarrasser par des vomitifs les premières voies. Dans la plupart des cas et lorsqu'il n'y avait pas complication, on employait des boissons abondantes, délayantes et tièdes, afin de provoquer les sueurs. Lorsque la respiration était difficile, on prescrivait avec avantage la gomme arabique unie à l'oximel scillitique.

M. de Jussieu, dans une thèse qu'il soutint à Paris à cette époque, nous apprend que les sueurs copieuses sauvèrent la plupart des malades, et recommande les médicaments propres à aider la transpiration et à appaiser la toux.

Cette Epidémie parcourut l'Europe jusqu'en 1737, et disparut enfin. L'année 1742 la vit reparaître en Allemagne, d'où elle s'étendit dans toute l'Europe. Ce fut après un hiver rigoureux, après des changemens brusques dans la température, qu'on la vit se déclarer. Elle différa peu de la précédente, soit par les symptômes, soit par le traitement qui consistait à tempérer la chaleur par le nitre et les diaphorétiques ; à provoquer la transpiration et l'excrétion de matières muqueuses par les crachats.

La saignée ne fut pas utile, mais au contraire elle devint nuisible ( Juch ).

L'illustre Sauvages nous a donné la description de l'Epidémie catarrhale de 1743, qui reçut pour la première fois le nom de Grippe. Elle fut en général bénigne ; les vieillards seulement étaient attaqués d'une manière plus violente.

Cette même Epidémie fit beaucoup de ravages en Angleterre, où elle emportait, au rapport d'Huxham, plus de mille malades en huit jours. Il est à remarquer que la Grippe fait encore cette année des ravages affreux à Londres, tandis que comme en 1743 elle est très innocente à Paris.

L'Epidémie catarrhale de 1762 devint à peu près générale et prit naissance de nouveau dans l'Est de l'Europe. La crise la

plus commune eut lieu par l'expectoration
et par les sueurs, quelquefois par des évacuations alvines. Les délayans, les loochs
adoucissans et les laxatifs furent les médicaments qui réussissaient le mieux. On fa-
vorisait l'expectoration par les béchiques
et le kermès minéral.

L'Epidémie de 1775 reçut le nom d'Influenza. En effet, son influence se fit sentir dans toute l'Europe. Plusieurs médecins distingués nous en ont laissé la description, qui diffère peu de celle que nous
avons déjà donné. Les sueurs soulageaient
sans être critiques; les urines troubles, le
dévoiement, l'expectoration terminaient fa-
vorablement la maladie. ( Vandermonde ).

En 1779 et 1780 une Epidémie catarrhale parcourut la France et l'Angleterre,
elle reçut le nom de Folette, Coquette,
Générale. Il y eut des complications de
pleurésies, de catarrhes suffocants. Les
vieillards et les personnes faibles en furent
les plus fréquentes victimes. En général,
cette maladie fut bénigne et de courte durée. Les infusions de bourrache, de sureau, l'oximel scillitique, le kermès minéral réussissaient à merveille. ( Saillant et
Coquereau ).

Le 2 janvier 1782, après une variation subite dans l'atmosphère, une épidémie catarrhale se déclara et le même jour 40000 personnes en furent attaquées à Saint-Pétersbourg. L'Epidémie parcourut le Danemarck, la Saxe, Vienne, etc., elle reçut le nom de Russe. Voici quels en étaient les symptômes : lassitudes, frissons, coryza, toux, douleur à la tête, au dos, aux épaules, et surtout à la partie supérieure du sternum et du larynx; crachats visqueux, vomissements de même nature. Quand la maladie s'aggravait, la chaleur était sèche et brûlante, les malades étaient inquiets, agités, le ventre constipé, les urines aqueuses, l'invasion en était subite. Le traitement consistait, quand le pouls était fréquent et tendu, la poitrine douloureuse, en une saignée générale ; on employait ensuite une infusion de pavot avec du lait, ou bien la racine de guimauve à laquelle on ajoutait du nitre. On combattait la constipation par des lavements et de légers laxatifs; les complications demandaient un traitement analogue à l'organe affecté. ( Demertens ).

La marche de cette Epidémie fut rapide. Elle gagna la Pologne, le littoral de la mer Baltique et le Danemarck. Elle parut à Mayence à la fin du mois de mai et envahit l'Angleterre, l'Italie, la France, l'Espagne, le Portugal et la Belgique. Plusieurs auteurs prétendent qu'elle fut observée à la même époque en Amérique.

En 1788, Paris fut attaqué d'une Epidémie catarrhale, après qu'on y eût observé des variations de 8, 10, 12 degrés dans un même jour. En voici les principaux symptômes : alternatives de frissons et de chaleur, douleurs vagues, enchifrénement, écoulement d'une humeur limpide par le nez et les yeux, céphalalgie, enrouement, sentiment de lacération dans le gosier et la poitrine, causé par une toux fatigante. La maladie se jugeait par les sueurs, l'expectoration ou une excrétion abondante de sérosités par le nez.

L'émétique, la saignée, ne faisaient qu'aggraver et prolonger la maladie, à moins que des symptômes bilieux ou inflammatoires bien prononcés ne réclamassent impérieusement cette thérapeutique. Les boissons adoucissantes, mucilagineuses, les pédiluves suffirent pour terminer heureusement la maladie. ( Delacroix ).

Careno rapporte une Epidémie pareille qui en 1789 exerça son influence en Autriche; Dapan en observa une en 1791 dans le district de Rieux ( Haute - Garonne ).

En 1799, une Epidémie catarrhale se manifesta à Casan et à Moscow et s'étendit bientôt jusqu'à Saint-Pétersbourg et à Cronstadt.

Dans le mois d'octobre 1800, Gilibert observa une Fièvre catarrhale à Lyon. Elle n'offrit d'abord aucun grave symptôme; en novembre et décembre elle devint plus fâcheuse et reprit son premier caractère en janvier. La même Epidémie se répandit à Paris en 1802 , et depuis l'Influenza de 1775 , aucune Epidémie n'avait été aussi générale. La température ayant varié de 10 degrés dans vingt-quatre heures, c'est ce qui donna lieu sans doute à cette Epidémie. ( Léveillé ).

En 1813, le département d'Indre-et-Loire fut attaqué d'une pareille maladie.

L'Epidémie de 1830 fut aussi générale que celles dont nous avons parlé précédemment. Elle fit le tour du Globe, et nous vint encore de l'Est de l'Europe.

C'est après une saison rigoureuse et sous l'influence de variations très marquées dans la température, qu'on la vit survenir.

Une nouvelle Epidémie se déclara en 1833, et sembla s'emparer des localités que le Choléra venait d'abandonner. Elle fut encore plus générale que celle de 1830.

Les symptômes différèrent peu de ceux que nous avons tracé en rappellant les Epidémies catarrhales qui depuis 1729 ont parcouru le Globe terrestre. Elle fut bénigne et exempte de complications dangereuses. Chez la plupart des personnes qui en furent atteintes, la Grippe consista en un simple rhume. Chez celles qui furent atteintes plus vivement, les phénomènes se succédèrent de la manière suivante : Céphalalgie frontale très aigüe, douleurs vagues dans la poitrine et dans les membres, coryza violent, larmoiement, écoulement séreux par le nez, mal de gorge, chaleur mordicante le long du trajet des voies aëriennes, toux fatigante, langue blanche, anorexie, nausées, coliques, pouls fréquent, peau chaude, fièvre plus ou moins intense à exacerbations le soir.

Vers la fin de l'Epidémie, les diarrhées devinrent de plus en plus communes.

Le traitement différa peu de celui que les anciens avaient employé. En 1833, la Grippe se manifesta de nouveau et sembla suivre une Epidémie meurtrière qui mit la France dans la désolation. A peine le Choléra morbus abandonnait notre patrie, qu'une nouvelle Epidémie catarrhale parut à Paris, et se propagea avec une grande rapidité dans tous les départements. Peu de personnes furent respectées, mais on n'eut point à déplorer de nombreuses victimes.

Voici quels en étaient les symptômes, tels que le docteur Richelot les a observés à l'hôpital de la Pitié, dans le service du professeur Andral.

La maladie débutait par la perte d'appétit, des douleurs dans les membres, un affaiblissement progressif ; c'était après cinq ou six jours que ces symptômes s'étaient déclarés, que les malades venaient réclamer les secours de la médecine. A leur entrée dans les salles, on remarquait chez eux céphalalgie violente, les yeux enfoncés et cernés, le visage pâle, une lé-

gère coloration jaune aux ailes du nez
(signe non équivoque du rôle que jouait
la bile dans cette épidémie), insomnie,
langue rouge à la pointe, jaune au milieu,
bouche peu mauvaise, selles normales,
pouls dur, sueurs le soir, toux peu fréquente, respiration pure.

Souvent survenaient dans le courant de
la maladie des épistaxis qui soulageaient
beaucoup les malades.

Quelques Grippés présentèrent une en-
flure des jambes ; fait intéressant si on
le rapproche de faits semblables observés
dans une Epidémie de même nature, qui
eut lieu en 1775 à Londres. Le docteur
W. Hillary remarqua que dans le plus grand
nombre des cas, il se développait de
l'inflammation dans une jambe, qui pré-
sentait l'aspect de l'éléphantiasis, mais
sans gonflement des glandes de l'aine et
sans la raie rouge qui s'étend ordinairement, dans cette dernière maladie, de
l'aine à la jambe, etc.

La marche de la Grippe fut encore la
même qu'en 1733, 1782, etc. Elle prit
naissance dans l'Est de l'Europe, et son
influence se fit bientôt sentir partout. La

plus grande partie de la population en fut
atteinte mais d'une manière peu intense.

---

Si nous remarquons l'historique des
Epidémies de Grippe, qui se sont succé-
dées depuis 1729 jusqu'à présent, nous
reconnaîtrons qu'elles sont presque toujours survenues après des variations très
marquées dans la température. C'est ainsi
que l'Epidémie de 1729 et 1730 prit
naissance après l'hiver de 1728, qui fut
presque aussi rigoureux que celui de 1709.
Le printemps fut froid et venteux, l'été
et l'automne eurent une température des
plus inconstantes. Les mois de janvier et de
février furent très humides et ce fut alors
que débuta l'Epidémie que l'on nomma
Synoque catarrhale. ( F. Hoffmann ).

Celle de 1732 se déclara à Edimbourg,
après un froid très vif, elle eut les mêmes
causes que celle de 1730. L'automne fut
pluvieuse, le mois de janvier très froid et
rigoureux, un vent du Sud se manifesta
bientôt, amena des pluies à la suite des-
quelles survint l'Epidémie.

Huxham nous apprend que l'hiver de 1733 fut froid et humide en Angleterre, que les vents du Sud et de l'Ouest souf-flaient fréquemment. Degorter l'observa à Harderwich après un froid excessif. La description que nous a laissé de cette même Epidémie, le célèbre de Jussieu, nous fait connaître que les météores ignés et les aurores boréales avaient été beaucoup plus fréquens, que les vents du Midi avaient amené la sécheresse, et les vents du Nord la pluie, qu'il avait régné des brouil-lards fétides et très épais. Juch rapporte que sur la fin de 1741 l'hiver fut très ri-goureux et le froid continua tout le mois de janvier 1742. Le commencement de février fut moins mauvais, mais vers la fin, la gelée reprit avec force, il tomba une grande quantité de neige et le froid se continua jusqu'au mois de mai.

L'Epidémie de 1762 gagna les bords du Rhin vers le solstice d'été, après des variations subites et fréquentes de cha-leur et de froid. ( Collége de Médecine de Strasbourg ).

Razous, médecin de Nismes, qui l'ob-serva dans le Midi de la France, dit que l'été avait été très chaud , et le mois d'août très inconstant, avec des vicissitudes de froid, de chaud et de tempêtes.

L'Epidémie de 1775 commença à Paris en octobre. Le printemps et l'été avaient été très secs et très chauds, mais l'automne pluvieux et l'atmosphère presque toujours chargé de brouillards souvent fétides. ( Saillant ).

Demertens, comme nous l'avons déjà fait remarquer , rapporte qu'après une variation très brusque dans l'atmosphère, 40000 Russes furent attaqués de la Grippe.

On se rappelle encore combien fut rigoureux l'hiver de 1829 à 1830, et nous sommes encore dans ce moment-ci sous l'influence de variations atmosphériques très prononcées. Le commencement de l'hiver 1836 a été fort doux, le mois de décembre n'a point vu se déclarer de grands froids , mais tout-à-coup dans le commencement de janvier le thermomètre a rapidement descendu jusqu'à 9° au-dessous de zéro. La fin de janvier et le commencement de février de cette année, se sont fait remarquer par une température fort douce , et depuis quelques jours un vent du Midi violent et froid se fait sentir. C'est depuis lors que j'ai remarqué quelques personnes présentant tous les caractères de la Grippe, et beaucoup de rhumes qui pourraient bien prendre le caractère épidémique, si un changement favorable ne vient radoucir la température actuelle.

D'après tout ce qui vient d'être dit, nous pouvons donc tirer l'aphorisme suivant : « après une variation brusque de l'atmosphère, et surtout après les hivers froids et humides, on voit se manifester ordinairement des Épidémies catarrhales. »

Un point bien remarquable de l'histoire de la Grippe, c'est sa persévérance à se diriger de l'Est et du Nord de l'Europe à l'Ouest et au Midi. Sa durée dépend de son intensité ; en général plus une maladie épidémique est légère et plus vite elle abandonne les pays qu'elle a envahi.

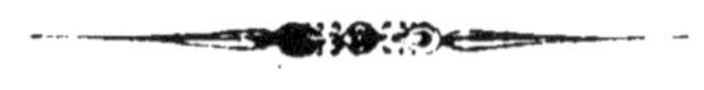

Nous voici arrivés à l'épidémie de 1837 qui n'a encore atteint que peu de personnes dans notre ville, mais qui paraît devoir être

aussi générale que celle de 1733. Nous
allons en donner la description exacte, tra-
cer le traitement que l'on doit suivre, et
les mesures hygiéniques que l'on doit prendre pour s'en préserver ou du moins pour
diminuer son intensité.

Voici quels sont les symptômes que j'ai
observés chez les quelques malades que j'ai
eu à traiter depuis peu de jours : une lassitude générale, des douleurs confuses dans
le dos et dans les membres se mêlaient d'a-
bord à une perte d'appétit bien prononcée.
Le malade restait dans cet état pendant
quelques jours. Alors se déclarait une céphalalgie frontale intense et tous les symptômes du coryza le mieux caractérisé. Une
**toux sèche et violente,** une respiration difficile ne tardaient point à fatiguer le malade
et à lui enlever le sommeil. La langue **est**
jaunâtre, la bouche amère, le pourtour
des ailes du nez et les yeux colorés **en**
jaune, le ventre est dur et une constipation
assez opiniâtre s'empare du malade, qui
éprouve un ennui qu'aucune cause ne peut
légitimer. Rien ne lui plaît, un je ne sais
quoi de triste s'empare de lui, jusqu'à ce
que la toux commence à provoquer une

expectoration abondante de matières muqueuses. Le conduit des voies respiratoires
est le siége d'une douleur lancinante, d'une
cuisson pénible. Quand il survient des épistaxis abondantes, la tête se dégage et le
malade se trouve promptement soulagé. La
maladie m'a paru se juger principalement
par quelques vomissements et surtout par
les crachats qui deviennent nombreux et
fréquents à la fin de la maladie. Une fièvre
peu intense à exacerbations nocturnes, s'est
faite remarquer dans les cas que j'ai observés. Quoiqu'on ne puisse point encore re-
garder ces cas là comme épidémiques, il
est facile de s'apercevoir à l'exposé des
symptômes, combien ils se rapprochent de
l'épidémie actuellement régnante dans le
Nord et l'Ouest de la France. Ce sont des
cas isolés jusqu'à présent, mais qui sont
marqués au cachet de la Grippe. Une ville
voisine compte déjà un assez grand nombre
de personnes atteintes et nous ne pouvons
méconnaître la constitution médicale sous
laquelle nous vivons.

Dans un mémoire adressé à l'Académie
royale de médecine, le docteur Piédagnel a
fait connaître les phénomènes morbides qu'il

a observés à Paris. Nous allons transcrire ceux que nous n'avons point vu ici, afin qu'on n'ignore aucun des symptômes qui se présentent.

Cette maladie, dit-il, affecte les hommes et les femmes à-peu-près dans d'égales proportions, et c'est le plus souvent de vingt à quarante ans qu'on se trouve grippé.

La maladie débute quelquefois tout-à-coup par du malaise, de la courbature, de la lassitude dans les membres, de la toux. Lorsqu'elle est arrivée à son summum d'intensité, on remarque une céphalalgie violente, une sorte d'ennui, douleurs dans les membres, flaccidité prompte du système musculaire, parfois des crampes, des frissons fréquents et quelquefois très prolongés. La peau sue et se refroidit facilement.

La face est gonflée, rouge; les yeux sont langoureux; si le mal persévère, la face pâlit, une douleur assez vive se fait sentir derrière le sternum et entre les épaules; toux plus ou moins fréquente, sèche, présentant fort souvent des quintes qui déterminent des douleurs aigües dans les voies respiratoires et le ventre; elle est quelquefois suivie d'expectoration; il semble que l'altération anatomique, *s'il y en a*, ait lieu dans la trachée artère.

Il existe une difficulté de respirer et un besoin de dilater la poitrine chez tous les malades, qui accusent un poids à la région épigastrique ; le cœur bat faiblement , le pouls est petit, mou , sans fréquence, ir-régulier parfois.

Le système digestif présente les phénomènes suivants : anorexie, dégoût pour les aliments animaux, soif, langue blanche, épaisse, bouche amère, constipation, envies de vomir et quelquefois vomissements bilieux.

Les symptômes que nous venons de décrire sont caractéristiques de ces Epidémies catarrhales, qui, à diverses époques, ont parcouru l'Europe. Il est facile de remarquer qu'en 1837 comme auparavant, le génie inflammatoire n'existe nullement dans cette Epidémie, que dans l'esprit de quelques médecins, voués à un système trop souvent employé naguères, et qui se relègue dans les mains de quelques hommes rares.

Je crois devoir noter en passant, que la

Grippe qui s'était montrée dans le principe, sans aucun symptôme grave à Paris, a pris sur la fin un caractère fâcheux. La mortalité a triplé en peu de jours, et les médecins ont remarqué chez les malades, un engorgement des parotides. Un journal de médecine fait remarquer avec juste raison, combien ce phénomène est d'un mauvais augure pour les malheureux qui en sont atteints. Espérons que le beau temps qui depuis quelques jours règne dans notre contrée, éloignera toute complication fâcheuse et que la Grippe nous quittera sans que nous ayons à regretter la moindre victime.

Une grande partie de la France a déjà vu se développer dans son sein l'Épidémie; comme je l'ai fait observer dans le commencement de ce Mémoire, des symptômes qu'on ne saurait méconnaître nous donnent à penser qu'elle ne nous épargnera point, je vais donc prescrire la règle qu'on doit suivre pour tâcher d'empêcher le mal de se développer en nous.

Tout le monde sait que les vents du Nord provoquent aisément les affections catarrhales, que le moindre passage d'une atmosphère élevée à une atmosphère froide ou humide, a le même résultat, il faut donc ne pas négliger les précautions suivantes :

Entretenir la transpiration naturelle sans l'augmenter, doit être notre premier soin. Il est de la plus grande importance d'éviter minutieusement tout ce qui peut supprimer l'exhalation cutanée; et dans un temps d'Epidémie catarrhale surtout, d'entretenir avec un soin tout particulier les exhalations actives qu'on observe assez souvent aux pieds, aux aines, aux aisselles. L'hygiène, cette prévoyante mère, nous prescrit de se garantir du froid humide, et surtout des vicissitudes atmosphériques, à l'aide du feu et des vêtements; elle nous recommande de changer de linge toutes les fois qu'un exercice un peu forcé a provoqué une transpiration plus abondante qu'à l'ordinaire, et il ne faut pas négliger de se servir de linge chaud. On doit s'abstenir des boissons froides, surtout dans le cas que nous venons de

citer et préférer une petite quantité d'un
vin généreux. On se trouvera bien d'entretenir, au moyen de frictions et de bains
pris de loin en loin, l'état de souplesse et
de perméabilité de la peau.

Un exercice modéré alors que le soleil
a dissipé l'humidité du matin, et avant
que la fraîcheur du soir arrive, sera d'un
grand secours.

Si l'on joint à cela, un régime sobre,
une tranquillité d'esprit aussi parfaite que
possible, une bonne nourriture, on doit
avoir lieu d'espérer qu'on évitera la Grippe,
ou que du moins on ne verra naître que
des symptômes légers et qui ne réclame-
ront que des soins faciles.

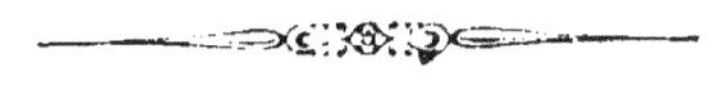

J'arrive à la partie essentielle de mon
travail, à la thérapeutique de cette maladie. Je dirai avec conscience les traitements
divers employés dans les différentes épidémies, et celui qui à Paris a compté le
plus de succès.

Nous voyons en récapitulant tout ce que
nous avons dit précédemment, que peu-

dant l'Epidémie de 1733, l'emploi des saignées fut très préjudiciable. L'élément bilieux accompagnait presque constamment
les symptômes de la Grippe, et on se
trouvait à merveille de l'emploi des vomitifs. Lorsqu'il n'existait aucune complication, on prescrivait des boissons abondantes, délayantes et tièdes, afin de provoquer les sueurs. Lorsque la respiration
était difficile, c'était à la gomme arabique
combiné avec l'oximel scillitique, qu'on
avait recours avec succès.

Le célèbre Jussieu recommande d'une
manière particulière, les médicaments propres à aider la transpiration et à calmer
la toux.

L'Epidémie de 1742 différa peu de la
précédente; le nitre, les diaphorétiques,
furent les médicaments employés pour com-
battre le mal.

Juch nous apprend que la saignée fut
nuisible au plus grand nombre des malades.
Chez les sujets jeunes et pléthoriques,
lorsqu'il y avait céphalalgie intense, épistaxis, une saignée diminuait ces symptômes, mais en général il fallait être sobre
de saignées. Rien ne soulageait mieux

qu'un léger émétique, il emportait souvent tous les accidents.

L'Epidémie de 1762 se jugeait principalement par l'expectoration et par les sueurs. Cette Grippe ne fit périr que des vieillards asthmatiques, ou quelques sujets atteints de phthysie à un degré avancé. Les récidives furent fréquentes et les malades qui négligèrent de se soigner, conservèrent long-temps une toux fatigante.

Dans la plupart des cas, on employait des boissons chaudes, pectorales; les béchiques surtout étaient d'un très bon effet. L'opium administré à petites doses et dès le début de la maladie, arrêtait la toux avec beaucoup de facilité. Les lavements et les laxatifs furent aussi d'un grand secours. On n'avait recours à la saignée que lorsque la fièvre était très forte, que le sujet était éminemment pléthorique; rarement il était nécessaire de la renouveler.

La Grippe de 1775 ne fut pas plus grave que les autres et fut de courte durée. Jean Fothergill assure que tous ceux qui eurent un écoulement abondant par le nez, ou des selles bilieuses fréquentes, éprouvèrent un soulagement prompt et une guérison durable. La maladie ne durait guère que cinq à six jours.

On eut occasion de remarquer que les personnes qui ne s'exposèrent point aux vicissitudes atmosphériques, n'eurent point l'Epidémie régnante. Cette remarque est d'une grande utilité, elle nous montre combien il est facile de pouvoir échapper à une maladie qui, quoique peu dangereuse, fatigue cependant beaucoup ceux qui en sont atteints. Il ne sera pas inutile de sortir le moins possible et surtout lorsque le temps sera froid et humide.

Une douce température, un régime léger, l'usage des boissons pectorales, suffirent dans la grande majorité des cas, pour obtenir une prompte guérison. On eut plusieurs fois recours aux saignées chez des jeunes gens robustes. Les vésicatoires furent d'un grand secours pour les personnes qui voyaient la toux persister opiniâtrement. W. Cuming, se trouva très bien d'une potion dans laquelle entrait un scrupule d'oximel scillitique et 40 ou 50 gouttes d'élixir parégorique.

L'Epidémie de 1782 eut une invasion subite et fut encore moins fâcheuse que

les précédentes. Les symptômes disparais-
saient facilement, lorsqu'il survenait une
transpiration abondante, aussi les médecins
se bornèrent-ils à ordonner des boissons
chaudes, des sels neutres, les antimoniaux
à petites doses, dans le but de favoriser
un phénomène qui amenait la guérison.

Pendant la dernière invasion de la Grippe,
divers modes de traitement ont été employés; cependant il paraît que cette année
les médecins de Paris, ont été à peu près
d'un commun accord. La Gazette médicale
recommande de s'abstenir d'émissions sanguines et d'avoir recours aux sudorifiques
et aux purgations douces.

Après avoir examiné avec attention et
les symptômes et le traitement employé
dans toutes les Epidémies catarrhales dont
nous avons tracé l'histoire succinte, on
doit être frappé de la similitude des symptômes et du traitement. Les causes de
l'Epidémie ont toujours été les mêmes.
C'est après des variations brusques de l'atmosphère, que la Grippe s'est manifestée
toujours avec les mêmes phénomènes.

Tous les médecins, à toutes les époques, et dans tous les pays, ont été d'un

commun accord pour opposer les diaphorétiques et les purgatifs. On a eu recours aux évacuations sanguines seulement lorsque les symptômes étaient éminemment phlogistiques et que les sujets étaient jeunes et sanguins. Nous devons donc, forts de cette longue et heureuse expérience, suivre l'exemple de nos prédécesseurs, et recommander fortement l'emploi des mêmes médicaments.

Quand on éprouvera des maux de tête, une lassitude générale, avec commencement de douleur à la gorge, on devra garder sa chambre, se couvrir et tâcher de conserver dans son appartement une température douce. On prendra en même-temps une infusion de guimauve édulcorée avec le sirop de gomme, dans la journée, le soir une infusion de fleurs de sureau, pour déterminer des sueurs critiques. Un régime léger et une quiétude parfaite d'esprit, joints à quelques bains de pieds, suffiront pour faire avorter le mal. Si les symptômes augmentent, que la douleur de la gorge, la toux soit fréquente et vive, alors on aura recours à des cataplasmes émollients autour du cou, et au looch suivant :

Looch gommeux, quatre onces,
Oximel scillitique, deux gros,
Sirop diacode, demi-once.

Qu'on prendra par cuillerées à café, d'heure en heure. On fera une tisane avec une once de jujubes et de raisins de corinthe, qu'on fera bouillir pendant une demi heure dans deux livres d'eau; on ajoutera au moment de la prendre, une quantité suffisante de sirop de gomme. Si l'estomac est chargé, que la langue soit amère, on se trouvera bien de prendre le matin une once et demie d'huile de ricin, dans un bouillon de chicorée.

Si l'expectoration est difficile, on aura le soin de prendre une potion émulsive, dans laquelle on mettra deux à trois grains de kermès minéral.

Ces moyens combinés avec sagesse et prudence, amèneront promptement la guérison et rendront le malade à ses occupations. Pendant la convalescence, il reste souvent une toux fatigante qui réclame l'emploi des opiacés. Une potion antispasmodique suffira dans la plupart des cas pour la faire disparaître. Dans les cas plus graves, on aura recours à un vésicatoire placé sur la poitrine, au-dessus du sternum. Si le sujet est jeune, sanguin, que les yeux soient rouges, la céphalalgie intense, le pouls dur, fréquent, on ouvrira la veine et on mettra le malade à une diète très sévère. S'il est au contraire bilieux, c'est l'ipécacuanha qui devra être mis en usage.

Quand quelqu'autre maladie vient compliquer la Grippe, c'est au médecin à déterminer le traitement à suivre. Mon seul but a été de faire connaître les différentes Epidémies de Grippe qui ont parcouru le monde, et la médication qui réussissait le mieux. Je m'estimerai trop heureux d'avoir atteint mon but, en étant utile à mes Compatriotes.